BEI GRIN MACHT SICH IHR
WISSEN BEZAHLT

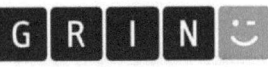

Bibliografische Information der Deutschen Nationalbibliothek:

Die Deutsche Bibliothek verzeichnet diese Publikation in der Deutschen National-bibliografie; detaillierte bibliografische Daten sind im Internet über http://dnb.d-nb.de/ abrufbar.

Impressum:

Copyright © 2019 GRIN Verlag
Druck und Bindung: Books on Demand GmbH, Norderstedt Germany
ISBN: 9783346114693

Dieses Buch bei GRIN:

https://www.grin.com/document/512213

Anonym

Der Einfluss von Fitness auf Stress bei Fernstudenten. Das Prinzip der Achtsamkeit

GRIN Verlag

GRIN - Your knowledge has value

Der GRIN Verlag publiziert seit 1998 wissenschaftliche Arbeiten von Studenten, Hochschullehrern und anderen Akademikern als eBook und gedrucktes Buch. Die Verlagswebsite www.grin.com ist die ideale Plattform zur Veröffentlichung von Hausarbeiten, Abschlussarbeiten, wissenschaftlichen Aufsätzen, Dissertationen und Fachbüchern.

Besuchen Sie uns im Internet:

http://www.grin.com/

http://www.facebook.com/grincom

http://www.twitter.com/grin_com

Einfluss von Fitness nach dem Achtsamkeitsprinzip auf Stress bei Fernstudenten

Hausarbeit

Studiengang: B.A. Gesundheitsökonomie

Inhaltsverzeichnis

Abbildungsverzeichnis

1. Einleitung

„In der Ruhe liegt die Kraft" stellt ein allgemein bekanntes Sprichwort dar, wonach Ruhe notwendig sei, um sich auf ein Vorhaben fokussieren zu können. Das Sprichwort postuliert, dass durch Zeitdruck entstehende psychische Belastungen und Stress reduziert werden müssen und dass durch Achtsamkeit trainiert werden kann, besser mit schwierigen Situationen umzugehen (vgl. Schnell, 2016, S. 229ff.).

Die Gegenwartsgesellschaft ist gekennzeichnet durch Arbeitsverdichtung, hohe und sich schnell verändernde Ansprüche und Anforderungen (vgl. Hensiek; Kolbitsch, 2019, S. 167) und der Angst vor einem der Digitalisierung bedingtem Arbeitsplatzverlust (vgl. Feldes, 2019, S. 19). Nicht nur die Arbeit stellt einen Stressfaktor dar, auch in der Freizeit kann durch zu viel Planung und Ehrgeiz der sogenannte Freizeitstress ausgelöst werden (vgl. Hensiek; Kolbitsch, 2019, S. 167).

Heute absolvieren immer mehr Menschen neben dem Beruf einen Fernlehrgang oder Fernstudiengang. Hierfür gibt es vielfache Ursachen, wobei besonders das aufgrund des technischen Fortschritts und der neuen Anforderungen notwendige lebenslange Lernen in den Fokus rückt (vgl. Holm, 2013, S. 107). Während laut amtlicher Hochschulstatistik im Wintersemester 2010/2011 insgesamt 118.619 Fernstudierende verzeichnet wurden, waren es im Wintersemester 2015/2016 bereits 156.946 (vgl. Fogolin, 2016, S. 37). Diese Personengruppe ist besonderen Belastungssituationen ausgesetzt, da der Beruf, der Lehrgang oder das Studium und die Familie bzw. Partnerschaft zeitlich zu koordinieren sind (vgl. Scherenberg; Buchwald, 2016, S. V).

Krankenkassen in Deutschland beobachten, dass seit 1980 der relative Anteil psychisch bedingter Leiden deutlich ansteigt. Jede dritte Arbeitsunfähigkeits-bescheinigung erfolgt heutzutage aufgrund psychischer Erkrankungen, welche lange Ausfallzeiten zur Folge haben. Es besteht Einigung darüber, dass es hier einen Zusammenhang zu (arbeitsbedingtem) Stress gibt (vgl. Graefe, 2019, S. 22).

Laut TK-Stressstudie fühlten sich im Jahr 2013 20% häufig und 37% manchmal gestresst. Im Jahr 2016 fühlten sich 23% häufig und 38% manchmal gestresst. Es ist kein nennenswerter Unterschied zwischen den Geschlechtern erkennbar. Von den Frauen fühlen sich 63% und von den Männern 58% gestresst. Besonders in den mittleren Lebensjahren fühlen sich die Menschen am meisten gestresst. Der Spitzen-wert von 82% wird in der Altersklasse 30 bis 39 erreicht. Die TK führt dies auf die Kombination von Kindern und Karriere zurück (vgl. Die Techniker, 2016, S. 7).

Dauerhafter Stress birgt schwerwiegende Folgen und längerfristige Gesundheitsrisiken wie Herz-Kreislauf-Erkrankungen, muskulo-sketale Beschwerden, ein schlechtes

Immunsystem, Schlafstörungen und ein schlechteres allgemeines Wohlbefinden (vgl. Feldes, 2019, S. 20). Vor diesem Hintergrund stellt die Reduzierung von dauerhaftem Stress ein wichtiges Ziel für die Gesundheitspolitik dar.

Die Behandlungskosten psychischer Erkrankungen, die unter anderem infolge von Stress auftreten können, beliefen sich im Jahr 2008 auf 28,7 Milliarden Euro. Diese Kosten umfassen medizinische Heilbehandlung, Präventions-, Rehabilitations- oder Pflegemaßnahmen und liegen auf Platz drei, nach den Behandlungskosten für Krankheiten des Kreislaufsystems und des Verdauungssystems (vgl. Robert-Koch Institut, 2015, S. 112).

So verpflichtet bereits das Arbeitsschutzgesetz Betriebe in Deutschland zu einer Gefährdungsbeurteilung psychischer Belastungen (§§ 4 Nr. 1, 5 Abs. 3 Nr. 6 ArbSchG). Des Weiteren existieren Präventionsmaßnahmen in Form von Kursen, beispielsweise dem MBSR-Kurs (Mindfulness-Based Stress Reduction), die durch die Krankenkassen bezuschusst werden (vgl. Hensiek, Kolbitsch, 2019, S. 169).

Wie bereits erwähnt, entsteht Stress nicht nur auf der Arbeit, sondern z.b. auch in der Freizeit. Deshalb gilt es für jeden Einzelnen, sich aus eigenem Interesse nicht nur auf Gesetze und Verordnungen zu verlassen, sondern für sich selbst einen Weg zu finden, Stress zu regulieren und mit Stress fertigzuwerden.

Ziel der vorliegenden Arbeit soll es sein, den Nutzen von Fitnesstraining nach dem Achtsamkeitsprinzip auf das Stressempfinden von Fernstudenten zu untersuchen. Die Forschungsfrage dieser Arbeit lautet:

„Was sind die Möglichkeiten und Grenzen, das Stressempfinden von Fernstudenten mithilfe von Fitness nach dem Achtsamkeitsprinzip zu verringern?"

Es werden unter anderem die Effekte von Fitness nach dem Achtsamkeitskonzept auf die Selbstwirksamkeitserwartung und individuellen Bewältigungsstrategien von Fernstudenten dargestellt. Die existierende Forschung untersuchte insbesondere den Einfluss von Fitnesstraining auf das Körpergewicht oder legte den Schwerpunkt von Achtsamkeitstraining auf Meditationsübungen, sodass Achtsamkeitstraining in den Köpfen der Menschen häufig als esoterisch gesehen und abgelehnt wird (vgl. Hensiek; Kolbitsch, 2019, S. 168).

2. Theoretischer Hintergrund

Für ein besseres Verständnis über die Untersuchungsmerkmale dieser Arbeit werden die Begrifflichkeiten Stress, Achtsamkeit und das Fernstudium in ihrer Charakteristik im Folgenden dargestellt. Dies umfasst unter anderem eine Definition der genannten Begrifflichkeiten, typische Merkmale und Auswirkungen.

2.1 Stress

Zahllose Ratgeber und Kursangebote zu Achtsamkeit zeigen den Bedarf der modernen Bevölkerung an Maßnahmen zur Stressregulierung auf (vgl. Bauer, 2019, S.100).

Stress hat sich von einem zunächst nur in der Wissenschaft gebrauchten zu einem auch in der Alltagssprache genutzten Begriff gewandelt. So wird Stress beispielsweise als Erklärung für körperliche Beeinträchtigungen oder als Entschuldigung für eigenes Fehlverhalten verwendet (vgl. Kaluza, 2018, S. 4f.). Stress hat somit in der Alltagssprache eine negative Bedeutung und wird von vielen Menschen mit Herzklopfen, Magenschmerzen und Nackenverspannungen assoziiert (vgl. Kaluza, 2018, S. 6).

2.1.1 Der Begriff Stress

Als Stress wird ein Zustand des Ungleichgewichts bezeichnet. Dieses Ungleichgewicht entsteht gemäß Lazarus, wenn sich jemand in einer für ihn als relevant eingeschätzten Situation befindet (primärer Bewertungsprozess) und das Gefühl hat, diese Situation nicht bewältigen zu können (sekundärer Bewertungsprozess). Häufig ist Stress mit der Erfahrung eines drohenden oder tatsächlichen Verlusts der Handlungskontrolle verbunden. Dieses Gefühl der fehlenden Handlungskontrolle erweckt intensive negative Emotionen wie Angst oder Verstimmung. Um einen tatsächlichen Verlust der Handlungskontrolle zu vermeiden, werden alle verfügbaren Ressourcen zur Bewältigung der Situation genutzt (vgl. Franzkowiak; Franke, 2018, S. 1).

Abbildung 1: Transaktionales Stressmodell nach Lazarus

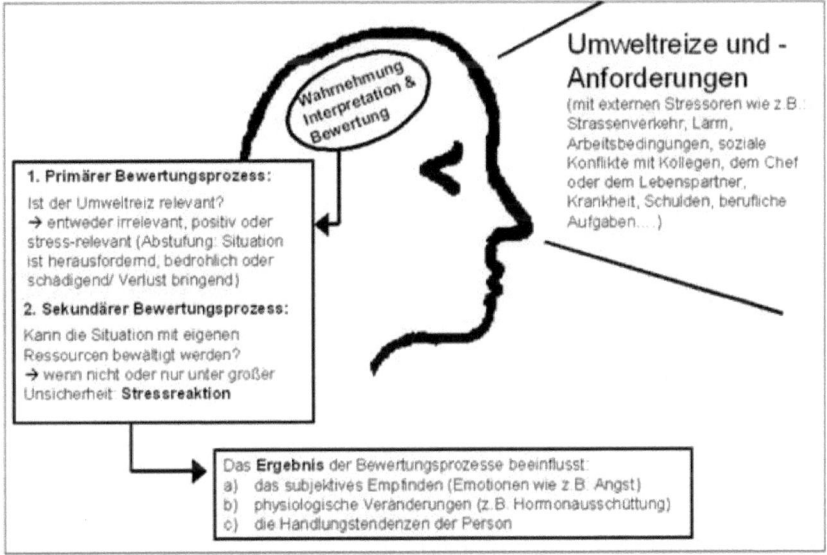

Quelle: https://www.die-sportpsychologen.de/2016/07/dr-rene-paasch-mach-ne-pause-mueller/

Ressourcen stellen alle Mittel dar, die eingesetzt werden (können), um Belastungen und Herausforderungen erfolgreich zu bewältigen. Solche Ressourcen können im Menschen selbst liegen oder in seiner sozialen Umwelt zur Verfügung stehen (vgl. Bauer, 2019, S. 56).

Stressoren sind alle von außen auf den Organismus einwirkenden Reize, die vom Organismus eine Anpassungsfähigkeit verlangen (vgl. Franzkowiak; Franke, 2018, S. 1). Mehrere Dinge gleichzeitig erledigen zu wollen oder sogar müssen, Störungen und Unterbrechungen im Zeitplan und Kritik von anderen Menschen sind typische Stressoren, die bei Menschen Stress auslösen (vgl. Kaluza, 2018, S. 6).

2.1.2 Arten von Stress

Neben dem bisher beschriebenen negativen Stress, Dis-Stress genannt, existiert auch positiver Stress. Positiver Stress wird auch Eu-Stress genannt und als Herausforderung betrachtet, die zum aktiven, gestaltenden Handeln motiviert. Stress kann somit nicht nur negative Auswirkungen wie Angstgefühle und Ausweichverhalten, sondern auch positive Auswirkungen haben (vgl. Franzkowiak; Franke, 2018, S. 1).

Der Grad des Stresses und ob es sich um negativen oder positiven Stress handelt, wird durch individuelle Faktoren wie Bewältigungsstrategien, Erfahrungen und den Wissensstand bestimmt (vgl. Soziale Selbstverwaltung, 2019, S. 44). Hieran wird bereits deutlich, dass das Stressempfinden von Menschen unterschiedlich ist. Zwei unterschiedliche Menschen können dieselbe Situation aufgrund unterschiedlicher Handlungsmöglichkeiten unterschiedlich bewerten. Hieran wird unter *2.1.4 Stressbewertung und -bewältigung* angeknüpft.

2.1.3 Auswirkungen von Stress

Stress ist per se nicht gesundheitsschädlich. Dauerhafter Stress allerdings kann weitreichende negative Folgen für die Gesundheit haben. Im Folgenden sollen daher einige gesundheitliche Auswirkungen von Stress dargestellt werden.

Allgemein kann gesagt werden, dass Stress praktisch in allen wichtigen Organsystemen Schaden hervorrufen kann. Eine eingeschränkte Leistungsfähigkeit des Gehirns kann die Konzentration und Kreativität einschränken und zu Depressionen führen. Einschränkungen des Herz-Kreislauf-Systems können zu Gefäßverengungen und sogar zu einem vollständigen Gefäßverschluss (Infarkt) führen, ebenso wie zu einem Schlaganfall. Dauerstress kann Verspannungen in der Muskulatur verursachen, wodurch Kopf-, Nacken- und Rückenschmerzen entstehen (vgl. Kaluza, 2018, S. 39). Gestresste Menschen haben außerdem mit einem geschwächten Immunsystem zu kämpfen, was häufiger Erkältungen, Grippe und Bronchitis zur Folge haben kann. Des Weiteren besteht durch die geschwächten Abwehrkräfte ein höheres Risiko für Erkrankungen, die ursächlich keine Folge von Stress sind. Hierzu gehören Multiple Sklerose, rheumatoide Arthritis und Hauterkrankungen wie die Schuppenflechte (vgl. Kaluza, 2018, S. 40, 38). Des Weiteren beeinträchtigt dauerhafter Stress die Verdauung und erleichtert die Entwicklung von Diabetes (vgl. Kaluza, 2018, S. 39).

2.1.4 Stressbewertung und -bewältigung

Wie bereits kurz angerissen, ist die persönliche Stressempfindung und -verarbeitung von mehreren Faktoren wie persönlichen Erfahrungen (vgl. Soziale Selbstverwaltung, 2019), Einstellungen und Haltungen abhängig. Diese beispielhaft genannten Faktoren wiederum haben Einfluss darauf, ob und wie heftig Stressreaktionen auftreten. Sie sind Bindeglieder zwischen den Stressoren und Stressreaktionen und können deshalb als persönliche Stressverstärker bezeichnet werden (vgl. Kaluza, 2018, S. 8).

Entscheidend darüber, ob eine Anforderung als Stressor wahrgenommen wird, ist die eigene Einschätzung darüber, ob die Anforderung erfüllt bzw. bewältigt werden kann und die Relevanz einer erfolgreichen Bewältigung dieser Anforderung. Das Stresserleben ist demnach am intensivsten, wenn der Betroffene das Gefühl hat, eine Situation, dessen erfolgreiche Bewältigung für seine persönlichen Ziele eine hohe Relevanz hat, nicht bewältigen zu können (vgl. Kaluza, 2018, S. 9). Folgendes Zitat fasst die Entstehung von Stress im Kopf prägnant zusammen:

„Es sind nicht die Dinge oder Ereignisse an sich, die uns beunruhigen, sondern die Einstellungen und Meinungen, die wir zu den Dingen haben" (Kaluza, 2018, S. 72 zit. n. Epiktet, griechischer Philosoph der Stoa, 50-138 n.Chr.).

2.2 Achtsamkeit

Im Zusammenhang mit Stress bzw. Stressregulierung fällt häufig der Begriff Achtsamkeit. Obwohl zahlreiche Studien die Wirksamkeit von Meditation und Achtsamkeit belegen, werden Achtsamkeitstrainings und insbesondere Achtsamkeitsmeditationen auch heute noch von einigen Menschen als esoterisch entwertet. Die positiven Effekte der besagten Studien reichen von Verbesserungen im Umgang mit Stress bis hin zu gesteigerter Kreativität, Konzentration, Selbstwahrnehmung, Gefühlssteuerung, einem ausgeglicheneren Alltag und besserem Schlaf (vgl. Mitschke, 2019, S. 29).

Jon Kabat-Zinn, der die Achtsamkeitstechniken Ende der 1970er Jahre einführte und bekannt machte, führte zudem eine Studie mit chronischen Schmerzpatienten durch. Nach Erlernen der Achtsamkeitsmeditation benötigten diese weniger Schmerzmittel und litten seltener an schmerztypischen Begleiterkrankungen wie Angstzuständen und Depressionen (vgl. Kalkhoff, 2017, S. 10f.).

Kabat-Zinn hält Achtsamkeit für eine Fähigkeit, die bei jedem Menschen angelegt ist, aber wie ein Muskel beständig trainiert werden muss (vgl. Kalkhoff, 2017, S. 10f.). Unachtsame Menschen reagieren ihm zufolge hoch emotional auf Erfahrungen und sind daher besonders anfällig für Täuschungen und verzerrte Wahrnehmungen der Realität (vgl. Bauer, 2019, S. 98 zit. n. Kabat-Zinn, 2013). Erlernbar ist Achtsamkeit unter anderem im sogenannten MBSR-Kurs, auf den unter *2.2.2 MBSR-Kurs* genauer eingegangen wird.

2.2.1 Der Begriff Achtsamkeit

Achtsamkeit meint einen Bewusstseinszustand, in dem sich die Aufmerksamkeit mit Absicht und ohne zu bewerten auf die Erfahrung des gegenwärtigen Erlebens richtet. Die besagte Erfahrung bezieht sich auf Empfindungen, Wahrnehmungen der Sinnesorgane, Gefühle, Gedanken sowie Erinnerungen, Vorstellungen und andere mentale Inhalte (vgl. Fabach, 2017, S. 25).

Eine amerikanische Forschungsgruppe hat das Prinzip der Achtsamkeit mit vier zentralen Elementen zusammengefasst:

Die vier zentralen Elemente von Achtsamkeit

Das erste zentrale Element von Achtsamkeit ist Beobachten. Gemeint ist, dass äußere und innere Reize aufmerksam beobachtet und wahrgenommen werden sollen. Hierzu gehören z.B. Körperempfindungen, Emotionen und Geräusche.

Das zweite Element ist Beschreiben und sagt nichts anderes aus, als dass wahrgenommene Phänomene kurz beschrieben werden sollen.

Das dritte zentrale Element, Mit Aufmerksamkeit handeln, bedeutet, dass einer Aktivität die gesamte Aufmerksamkeit geschenkt werden und wahrgenommen werden soll, welche Wirkung das Handeln auslöst.

Zuletzt soll eine nicht-wertende Haltung gegenüber der aktuellen Erfahrung aufgebaut werden (vgl. Kalkhoff, 2017, S. 11).

2.2.2 MBSR-Kurs

Der bereits in der Einleitung erwähnte MBSR-Kurs zur achtsamkeitsbasierten Stressreduktion stellt gewissermaßen den Ursprung des modernen Achtsamkeitstrainings dar und soll aus diesem Grund im Folgenden erläutert werden.

Der MBSR-Kurs wurde von Kabat-Zinn entwickelt. Es handelt sich um ein Gruppenprogramm für eine Gruppengröße zwischen sechs und 20 Teilnehmern. Meditationselemente und Körperübungen verhelfen den Teilnehmern zu mehr Achtsamkeit. Der Kurs dauert in der Regel acht Wochen und beinhaltet ein Ganztagsseminar und ein Treffen einmal in der Woche. Die Teilnehmer sollen die erlernten Übungen zusätzlich für jeweils 45 Minuten Zuhause durchführen.

Der Kurs beinhaltet unter anderem eine Reise durch den Körper (Bodyscan), Atemübungen, geführte Meditationen und Gehmeditation, ein Achtsamkeits-Tagebuch und den Austausch in der Gruppe (vgl. Jansen et al., 2019, S. 38, Kalkhoff, 2017, S. 11).

2.2.3 Weitere Bereiche von Achtsamkeitstraining

Es gibt viele Möglichkeiten, Achtsamkeit auch außerhalb des soeben aufgezeigten MBSR-Kurses mehr oder weniger im Alleingang zu üben. Achtsamkeitsübungen können sowohl statisch als auch bewegungsbasiert durchgeführt werden (vgl. Jansen et al., 2019, S. 38). Das Spektrum reicht von kurzen Achtsamkeitsübungen, die in den Alltag integriert werden können (vgl. Hensiek; Kolbitsch, 2019, S. 167) bis hin zu verschiedenen Meditationsformen, Yoga, Tai-Chi und Qigong (vgl. Jansen et al., 2019, S. 44).

Das Fitnessstudio Royal Sports Spirit hat gemeinsam mit dem Zen-Meister Hinnerk Polenski das Fitnesstraining, insbesondere das Krafttraining, als weiteren Bereich entdeckt, der sich mit dem Achtsamkeitsprinzip integrieren lässt. Achtsamkeit im Fitness-training steht für fokussiertes Training und meint konkret: bewusster mit den Übungen beginnen, bewusster atmen, reflektieren und ausführen. Der Befindlichkeitszustand soll bewusst wahrgenommen und dementsprechend trainiert werden (vgl. Tusch, 2017, S. 12). Die Trainierenden sollen sich auf ihr Training konzentrieren und technische Geräte wie das Smartphone zur Seite legen (vgl. cat mini, 2017, o.S.).

2.3 Fernstudium

Wie bereits erwähnt, sind Fernstudenten aufgrund der erhöhten Belastung, mindestens durch Beruf und Studium, besonders gefährdet, an bestimmten Stressoren zu leiden. Diese These kann durch die bereits erwähnte TK-Stressstudie gestützt werden, dessen Ergebnis lautete, dass besonders belastete Personen wie beispielsweise berufstätige Eltern sich besonders gestresst fühlen.

Wie in der Einleitung dargestellt, hat sich die Anzahl der immatrikulierten Fern-studierenden von 2011 bis 2016, trotz der Herausforderungen, die ein solches Studium mit sich bringt, um ca. ein Drittel erhöht.

Um die Besonderheiten und Auswirkungen eines Fernstudiums illustrieren zu können, bedarf es einer kurzen Definition des Fernstudiums. Es handelt sich hierbei um ein räumlich und zeitlich unabhängiges, aus der Ferne gesteuertes und überregionales Studium. Technische Medien vermitteln die Lehrinhalte und kontrollieren die Leistung der Studierenden (vgl. Gabler Wirtschaftslexikon, o.J., o.S.).

In den folgenden Abschnitten soll definiert werden, wie sich das Leben eines typischen Fernstudenten gestaltet, welche konkreten Belastungen dies mit sich bringen kann und wie sich diese auf das soziale Leben auswirken können.

2.3.1 Erscheinungsbild eines typischen Fernstudenten

Wie auch in anderen Bereichen, lassen sich nicht alle Fernstudierenden gleichsetzen, was das Alter, die Lebens- und Berufssituation und den Familienstand betrifft. Das Bewertungsportal FernstudiumCheck veröffentlicht Bewertungen und Erfahrungs-berichte aktueller und ehemaliger Fernstudenten der unterschiedlichen Anbieter. So hat sich der typische Fernstudent auf FernstudiumCheck herauskristallisiert: Der typische Fernstudent ist demnach zwischen 26 und 30 Jahre alt, steht bereits im Berufsleben und bildet sich im Bereich Wirtschaft weiter. Fernstudenten gelten zudem als karriere-orientiert, zielstrebig und motiviert (vgl. Zimmermann, o.J., o.S.). Die deutsche Journalisten-Akademie schreibt dem typischen Fernstudenten außerdem zu, dass er häufig in einer Beziehung lebt und nicht selten bereits Kinder hat (vgl. Deutsche Journalisten-Akademie, o.J., o.S.).

2.3.2 Besonderheiten und Auswirkungen auf die Lebensqualität

Der soeben beschriebene typische Fernstudent unterliegt aufgrund der Struktur des Studiums einer größeren Gefahr der sozialen Isolation. Da hauptsächlich von Zuhause aus gelernt und Vorlesungen online besucht werden, fehlt das typische Studentenleben, bei dem die Kommilitonen nicht nur virtuell, sondern auch reell getroffen werden (vgl. Scherenberg; Buchwald, 2016, S. 8).

Da der typische Fernstudent zusätzlich zum Studium berufstätig ist und in einer festen Beziehung lebt oder sogar Kinder hat, häufen sich die Bereiche, in denen Stress entstehen kann. Berufliche Stressoren, z.b. durch Überlastung und der bereits kurz erwähnte Freizeitstress werden durch vielfältige Stressoren im Studium begleitet. Zweifel an der persönlichen Eignung, Termin- und Abgabedruck, Prüfungsangst und wahrgenommene mangelnde Unterstützung durch die Familie oder Freunde sind nur wenige Beispiele für mögliche Stressoren bei einem Fernstudium. Mögliche soziale Stressoren häufen sich, da zusätzlich zu Konflikten mit den Arbeitskollegen und der Familie auch Konflikte mit Kommilitonen entstehen können. Ebenfalls können physikalische Stressoren wie Lärmbelästigung durch die Familie, die im Nebenraum Musik hört, entstehen. Durch die zu zahlenden Studiengebühren entstehen finanzielle Einschränkungen, die möglicherweise in finanzielle Sorgen münden (vgl. Scherenberg; Buchwald, 2016, S. 17f.).

Ebenfalls ist die Ressource Zeit bei Fernstudenten auffallend begrenzt. Die APOLLON Fernhochschule der Gesundheitswirtschaft gibt als durchschnittlichen Zeitaufwand eines Bachelorstudiums in Teilzeit 20 Stunden pro Woche und für ein Vollzeitstudium 30 Stunden pro Woche an (vgl. Apollon Hochschule, o.J., o.S.). Mit dem zu Beginn der Arbeit genannten Sprichwort wurde vermittelt, dass Zeitdruck einer der größten Stressverursacher ist. Zeitdruck entsteht vor allem durch eine erhöhte Arbeitsbelastung, wie es bei Fernstudenten der Fall ist (vgl. Hensiek; Kolbitsch, 2019, S. 168).

3. Methodisches Vorgehen

Die vorliegende Arbeit wird durch eine Literaturanalyse umgesetzt. Aufgrund der anhaltenden Aktualität des Themas Stress ist das Angebot an aktuellen Quellen reichhaltig, sodass hier eine eigene Primärforschung nicht notwendig ist. Auch über das Thema Achtsamkeitstraining liegen insbesondere Fachartikel vor.

Die Literaturrecherche erfolgt über die Datenbank Springerlink, dem Bibliothekskatalog DAKTARI (Bibliothek der DAK-Gesundheit) und im Internet auf den Seiten verschiedener Institutionen des öffentlichen Gesundheitsdienstes (z.B. Robert-Koch-

Institut, Bundeszentrale für gesundheitliche Aufklärung). Abrufzeitraum sind Oktober und November 2019.

Für Hintergrundwissen zu den Hauptthemen Stress und Achtsamkeit wird gezwungenermaßen auf Sekundärliteratur bzw. Grundlagenwerke zurückgegriffen. Zitierte Aussagen einer Sekundärquelle werden vor einer Zitation auf ihre Richtigkeit überprüft, indem diese mit weiteren Quellen verglichen werden. Zur Überprüfung herangezogen, aber aufgrund der fehlenden Zitierwürdigkeit nicht zitiert, wird Destatis.

Zur Darstellung von Zahlen/Fakten zum Thema Stress und psychischen Erkrankungen und den volkswirtschaftlichen Kosten wird auf Primärliteratur (z.B. Studien und Gesundheitsberichterstattung des Robert-Koch-Institutes) zurückgegriffen. Auch hier werden vor allem Zahlen aus Vorsichtsgründen mit anderen Quellen verglichen.

In den genannten Datenbanken, Bibliothekskatalogen und Internetseiten wird unter anderem nach den folgenden Hauptschlüsselwörtern gesucht: „Stress", „Achtsamkeit", „Achtsamkeitstraining", „Fernstudium", „Psychische Erkrankungen" und „MBSR". Die gesuchten Schlüsselwörter hängen vom jeweiligen Rechercheziel ab. Die beispielhaft genannten Schlüsselwörter werden teils miteinander oder auch mit weiteren Begriffen kombiniert. Bei Bedarf werden Boolesche Operatoren benutzt, am häufigsten „UND". Ein Beispiel hierfür ist „Stress UND Achtsamkeit".

Bevor die gefundene Literatur, egal ob Primär- oder Sekundärliteratur, zitiert wird, wird sie auf ihr Alter (Aktualität) und ihre Zitierfähigkeit und Zitierwürdigkeit hin überprüft. Die zitierten Quellen sind allgemein zugänglich.

Zeitlich gesehen wird aufgrund der unsichereren Aktualität keine Literatur gesichtet und zitiert, die älter als 7 Jahre ist. Existieren mehrere Auflagen, wird nach Möglichkeit die aktuellste Auflage durchgesehen.

Die Bewertung des Nutzens von Fitnesstraining nach dem Achtsamkeitsprinzip in Bezug auf Stress bei Fernstudenten erfolgt nach den bei den Recherchen häufig aufgekommenen Kriterien Selbstwirksamkeitserwartung und Stressbewältigungsstrategien. Außerdem werden die Punkte Achtsamkeit im Alltag, Zielgruppenkompatibilität und Nachhaltigkeit überprüft, um die Tauglichkeit für die Zielgruppe der Fernstudenten beurteilen zu können.

Selbstwirksamkeitserwartung bezeichnet die eigene Gewissheit, neue oder schwierige Situationen bzw. Anforderungen aufgrund eigener Kompetenz meistern zu können und ist somit entscheidend für die Stresswahrnehmung (vgl. Büttner; Dlugosch, 2013, S. 106).

Es existieren verschiedene Möglichkeiten, mit Stress umzugehen, welche unter dem Begriff Stressbewältigungsstrategien zusammengefasst werden.

Die Frage, inwieweit im Achtsamkeitstraining Erlerntes im Alltag umgesetzt werden kann, stellt das dritte Bewertungskriterium dar.

Unter dem Punkt Zielgruppenkompatibilität folgt eine Auseinandersetzung mit der Frage, wie wahrscheinlich es ist, dass sich Fernstudenten von dem Konzept überzeugen lassen und ihre Ziele auf Dauer verfolgen.

Das Kriterium Nachhaltigkeit untersucht letztendlich, wie groß die Wahrscheinlichkeit ist, dass Fernstudenten die genannte Maßnahme beibehalten, also auf Dauer das mentale Achtsamkeitstraining mit körperlichem Training verbinden.

4. Ergebnisse

In den folgenden Abschnitten wird genauer auf Untersuchungen der Effekte von Achtsamkeitstraining auf das Stressempfinden eingegangen. Diese werden um die Effekte von Fitnesstraining nach dem Achtsamkeitsprinzip ergänzt. Um die Möglichkeiten und Grenzen dieser Maßnahme in Bezug auf das Stressempfinden von Fernstudenten herausfiltern zu können, erfolgt eine Begutachtung anhand der im vorangegangenen Abschnitt genannten Bewertungskriterien.

4.1 Wirkung von Achtsamkeitstraining auf Stress

<u>Achtsamkeit im Allgemeinen</u>

Zur Beantwortung der Möglichkeiten und Grenzen sollte zunächst erwähnt werden, dass es bereits unzählige Studien zu den gesundheitlichen Effekten von Achtsamkeit gibt, in denen das Stressempfinden Bestandteil ist. Dabei wurden zum Teil ausgewählte Merkmalsträger befragt, wie z.B. Studenten (vgl. Bauer, 2019, S. 114) oder es erfolgte keine Selektion nach bestimmten Merkmalen. Da der Großteil der zitierten Untersuchungen keine konstante Untersuchungsgruppe durchleuchtet, ist darauf zu schließen, dass die Auswirkungen von Achtsamkeit auf Stress nicht vom Geschlecht, Alter, Beruf oder ähnlichem abhängt. Somit werden alle folgenden Ergebnisse auf die Untersuchungsgruppe Fernstudenten übertragen.

Es folgen nun die Untersuchungsergebnisse zur Wirkung von Achtsamkeitstraining auf Stress oder Faktoren, die sich wiederum auf das Stressempfinden auswirken.

Personen, die eine Achtsamkeitsintervention erhalten haben, weisen signifikantere Verbesserungen im Stressempfinden, in der allgemeinen Leistung und in interpersonellen Beziehungen auf. Ein weiteres Review deutet außerdem auf positive Effekte achtsamkeitsbasierter Interventionen hinsichtlich der Angst, Resilienz, Emotionsregulation und verschiedene Aspekte des Wohlbefindens (vgl. Bauer, 2019, S.109f.). Auch wurden positive Zusammenhänge von Achtsamkeit mit Selbstvertrauen, psychische Gesundheit und Lebenszufriedenheit und negative Zusammenhänge mit wahrgenommenen Belastungen, negativen Emotionen und Burnout ausgemacht (vgl. Bauer, 2019, S. 111). Die genannten Untersuchungen stellen demzufolge viele Möglichkeiten von Achtsamkeitstraining in Bezug auf Stress dar. Die zusätzlich zum Stressempfinden genannten Effekte weisen insofern einen Zusammenhang mit Stress auf, als dass sie bei der Bewertung, ob die gegebene Situation für die betroffene Person aufgrund der eigenen Ressourcen bzw. Handlungskompetenzen bewältigbar erscheint, eine Rolle spielen. Negative Emotionen beispielsweise führen dazu, dass die Aufmerksamkeit auf die negativen Aspekte der vorliegenden Situation gelenkt werden (vgl. Kaluza, 2016, S. 47) und die Situation somit schlechter zu bewältigen scheint. Eine verbesserte Leistung erhöht in gewissem Maße die Handlungskompetenz, welche bei der Bewältigung der Situation relevant ist und führt somit zu einer positiven Bewertung der Anforderung.

Des Weiteren wird Achtsamkeit eine Verstärkung der überdauernden Offenheit zugeschrieben. Ebenso sollen seelische Belastungen als weniger unangenehm empfunden werden, wenn ihnen mit Akzeptanz entgegengetreten wird, was wiederum in eine erhöhte Affekttoleranz münden soll. Durch Achtsamkeit sollen Gefühle, Gedanken und Wahrnehmungen als subjektiv, relativ und vergänglich wahrgenommen werden. Diese Wahrnehmung soll laut Psychoanalytiker Scott Bishop zu einer positiven Beziehung zu emotionaler Bewusstheit und psychologischer Sensibilität führen. Ebenso soll Gefühlskälte verhindert werden (vgl. Bauer, 2019, S. 103 zit. nach Bishop et al., 2004).

Aus wissenschaftlicher Sicht sind die bisherigen Studien, also auch die zitierten, trotz der deckungsgleichen Ergebnisse in jedem Fall kritisch zu betrachten. Die Studien sind meist aus dem Grund, dass geeignete Kontrollbedingungen fehlen, qualitativ als nicht hochwertig anzusehen und stellen somit lediglich erste Hinweise dar (vgl. Bauer, 2019, S. 110). Existierten Kontrollgruppen, so waren dies meist inaktive Kontrollgruppen, also Personen auf Wartelisten oder Patienten einer routinemäßigen medizinischen Versorgung (vgl. Mander; Blank, 2018, S. 257).

Die wenigen bisher existierenden Studien, die aktive Kontrollgruppen miteinbeziehen, unterscheiden sich im Ergebnis mit den bisher genannten. Die Effektstärken von achtsamkeitsbasierten Interventionen sind, verglichen mit aktiven Kontrollgruppen wie Entspannungsgruppen, entweder geringer oder sogar nicht mehr signifikant. Der Psychotherapeut Mander ist daher der Auffassung, dass eine Aussage über die spezifische Wirksamkeit derzeit noch nicht möglich ist (vgl. Mander; Blank, 2018, S. 257).

Da Achtsamkeit, so wünschenswert, ein lebenslanger Prozess sein soll, sollte länger andauernde Achtsamkeitspraxis deutlich größere Effekte auf das Stressempfinden haben, als bisher überprüft wurde. Um dies zu belegen, wären Langzeitstudien vonnöten, die bisher ebenfalls noch kaum vorhanden sind (vgl. Bauer, 2019, S. 110 zit. nach Goyal et al., 2014).

Fitnesstraining nach dem Achtsamkeitsprinzip

An dieser Stelle ist es wichtig, zu akzentuieren, dass die dargelegten Untersuchungsergebnisse auf Achtsamkeitskursen wie dem MBSR-Kurs basieren (vgl. Bauer, 2019, S. 108). Dies stellt sicher, dass die gesamte Untersuchungseinheit die gleichen Achtsamkeitstrainings, bezogen auf die Art und Dauer, erfahren hat und an dieser Stelle keine Verzerrungen entstehen können. Da das Fitnesstraining nach dem Achtsamkeitstraining erst 2014 eingeführt wurde und derzeit nur im Royal Sports Spirit angeboten wird (vgl. Tusch, 2017, S. 12), gibt es hierzu allein aus Zeitgründen weitaus weniger Untersuchungen.

Mitbegründer des Konzepts Fitnesstraining nach dem Achtsamkeitsprinzip Armin Schwencke, Geschäftsführer vom Royal Sport Spirit beruft sich ebenfalls auf zahlreiche Studien. Bei Herrn Schwencke stehen scheinbar Studien zu den Effekten von Fitnesstraining auf die psychische Gesundheit im Vordergrund (vgl. Tusch, 2017, S. 13). Aufgrund der Zusammenarbeit mit Polenski ist anzunehmen, dass die bereits genannten Untersuchungsergebnisse zu Achtsamkeitstraining Herrn Schwencke ebenfalls bekannt sind und sich somit darauf berufen wird, dass sowohl Achtsamkeits-, als auch Fitnesstraining bereits isoliert betrachtet positive Effekte auf die psychische Gesundheit und somit auf das Stressempfinden haben.

Die Verbindung aus körperlichem und geistigem Training kann zusammengefasst also aufgrund der Kombination aus zwei bereits einzeln betrachtet wirkungsvollen Maßnahmen als besonders effektiv für ein verbessertes Stressempfinden gesehen werden.

Da in diesem Konzept Meditationstraining nicht erforderlich ist, besteht keine Gefahr, dass bestimmte Personenkreise esoterisch überfordert und abgeschreckt werden (vgl. Tusch, 2017, S. 12). Aufgrund des notwendigen physischen Ausgleichs wird Menschen mit einer sitzenden Tätigkeit Sport besonders empfohlen (vgl. Hensiek; Kolbitsch, 2019, S. 167). Fernstudenten sind mindestens aufgrund des Studiums zu dieser Personengruppe hinzuzuzählen. Wird neben dem Studium einer Bürotätigkeit nachgegangen, ist Bewegung für Fernstudenten noch wichtiger.

4.2 Bewertung der Maßnahme

Die Kritik an den bisherigen Untersuchungen macht deutlich, wie schwierig es ist, zuverlässige Untersuchungen anzustellen. Gerade für Langzeitstudien wird logischerweise viel Zeit benötigt, sodass nicht davon ausgegangen werden kann, dass in naher Zukunft reliable Untersuchungen zur Wirkung von Achtsamkeitstraining oder sogar von Fitnesstraining nach dem Achtsamkeitsprinzip vorliegen.

Aus diesem Grund muss zur Beurteilung der Möglichkeiten und Grenzen von Achtsamkeitstraining in dieser Arbeit auf andere Bewertungskriterien zurückgegriffen werden. Diese Bewertungskriterien wurden unter *3. Methodisches Vorgehen* bereits genannt. Die Kriterien stehen entweder direkt im Zusammenhang mit der Entstehung von Stress (Selbstwirksamkeitserwartung und Stressbewältigungsstrategien) oder überprüfen die Tauglichkeit der Maßnahme für Fernstudenten (Achtsamkeit im Alltag, Zielgruppenkompatibilität, Nachhaltigkeit).

4.2.1 Selbstwirksamkeitserwartung

Studien haben belegt, dass insbesondere Krafttraining das subjektive Körperbild verbessert. Beim Ausführen der Übungen nach dem Achtsamkeitsprinzip soll das Training 30% effektiver sein, was sich wiederum besonders auf das Körperbild auswirkt. Ein verbessertes Körperbild soll unter anderem die Selbstwirksamkeitserwartung, welche bereits definiert wurde, erhöhen (vgl. Tusch, 2017, S. 13). Die Bedeutung der Selbstwirksamkeitserwartung für Stressbewältigung wurde bereits mehrfach belegt und liegt in der Einschätzung der Situation, also ob es sich dabei um eine willkommene Herausforderung oder um eine Bedrohung handelt. Hoch selbstwirksame Menschen sind zuversichtlicher, die notwendigen Kompetenzen und Ressourcen zu besitzen und schätzen Situationen folglich eher als Herausforderung ein (vgl. Bauer, 2019, S. 61f.). Personen mit geringen Selbstwirksamkeitserwartungen erleben zudem Misserfolge eher als Bedrohung. Die Ursache für Misserfolge wird in der eigenen Inkompetenz gesehen, was abermals die Selbstwirksamkeitserwartung weiter senkt. Es bestehen folglich selbstverstärkende Zyklen zwischen Selbstwirksamkeit, Motivation, Leistung und Ursachenzuschreibung, wobei die Selbstwirksamkeitserwartung das Kernkonstrukt darstellt, weil sie die stärkste Variable für den Selbstregulationsprozess bildet (vgl. Bauer, 2019, S. 66f.).

Abschließend kann dargelegt werden, dass die Selbstwirksamkeitserwartung einen positiven Einfluss auf die Stresswahrnehmung und auch auf die Stressbewältigungsstrategien hat, auf die im nächsten Abschnitt genauer eingegangen wird.

4.2.2 Stressbewältigungsstrategien

Gemäß der Definition von Achtsamkeit lässt ein Mensch alle Gedanken, Gefühle und Empfinden zu, beobachtet sie und ist für sie empfänglich. Seine Haltung ist also durch Neugier, Offenheit und Akzeptanz gekennzeichnet. Aus diesem Grund geht Psychoanalytiker Bishop davon aus, dass Achtsamkeitstraining zu einer geringeren Benutzung repressiver Bewältigungsstrategien führt. Diese Art von Bewältigung sorgt dafür, dass bestimmte Erfahrungsbereiche vermieden werden (vgl. Bauer, 2019, S. 103 zit. nach Bishop et al., 2004). Hoch selbstwirksame Personen wählen hingegen eher aktive, problemorientierte Bewältigungsstrategien und behalten ihr Bewältigungsverhalten auch gegen Widerstände länger bei, was eine erfolgreiche Stressbewältigung wahrscheinlicher macht (vgl. Bauer, 2019, S. 62).

4.2.3 Achtsamkeit im Alltag

Um die Wirksamkeit von Achtsamkeitstrainings beurteilen zu können, ist neben dem eigentlichen Training auch die Übertragung des Erlernten auf Alltagssituationen zu hinterfragen. An dieser Stelle weisen die Autoren Brown und Ryan darauf hin, dass zwischen ungestörten Trainingssituationen und Alltagssituationen große Unterschiede bestehen. Sie zweifeln folglich daran, ob die Übertragung achtsamer Zustände auf den Alltag allen Menschen auf Dauer gelingt (vgl. Bauer 2019, S: 104). Schließlich gibt laut einer Umfrage der DAK-Gesundheit jeder Zweite sein selbst gesetztes Ziel spätestens nach vier Monaten wieder auf (vgl. Pressestelle DAK-Gesundheit, 2018, S. 2). Auch dazu führen, dass Achtsamkeit nicht auf Dauer geübt und im Alltag angewandt wird, könnte die Tatsache, dass Stress ein subjektives Empfinden und schwer messbar ist. Der Erfolg bei der Zielsetzung hinter dem Konzept der Achtsamkeit ist somit für den einzelnen schwer kontrollierbar.

Aufgrund fehlender Langzeitstudien können auch die Langzeitauswirkungen von Achtsamkeitstraining auf Alltagsstress derzeit nicht zuverlässig nachgewiesen werden.

4.2.4 Zielgruppenkompatibilität

Ein Vorteil vom klassischen, statischen Achtsamkeitstraining ist, dass es jederzeit und überall, also auch Zuhause, durchgeführt werden kann. Davon ausgehend, dass beim vom Royal Sports Spirit konstruierten Achtsamkeitstraining besonders das Krafttraining im Vordergrund steht (vgl. Tusch, 2017, S. 10), müssen die Achtsamkeitsübungen im Fitnessstudio durchgeführt werden. Obwohl das Fitnesstraining nach dem Achtsamkeitsprinzip derzeit ein Alleinstellungsmerkmal des Royal Sports Spirit ist, wird in dieser Arbeit davon ausgegangen, dass diese Form von Achtsamkeitstraining durch eigenes Informieren erlernbar und somit auch in anderen Fitnessstudios durchführbar ist.

Im Jahr 2017 war fast jeder fünfte Deutsche zwischen 15 und 65 Jahren in einem Fitnessstudio angemeldet, Tendenz steigend (vgl. Welt, 2018, o.S.). Somit müssten sich ca. 80% der Interessierten in einem Fitnessstudio anmelden, um das besagte Fitnesstraining nach dem Achtsamkeitsprinzip durchführen zu können. Hinzu kommt, dass der Zugang zu den Trainingsmöglichkeiten ggf. durch Öffnungszeiten und die Entfernung des Studios von Zuhause erschwert ist. Die Spontanität der Trainierenden ist dadurch eingeschränkter als beim klassischen Achtsamkeitstraining.

Das Royal Sports Spirit betont, dass die Wirksamkeit des Achtsamkeitstraining sehr vom Faktor Zeit abhängt. Infolge der Doppelbelastung eines typischen Fernstudenten kann davon ausgegangen werden, dass dies abschreckend wirkt und eher auf alternative, schnellere Maßnahmen zum Stressabbau zurückgegriffen wird.

4.2.5 Nachhaltigkeit

Die Frage, ob das Konzept mit den Bedürfnissen von Fernstudenten kompatibel ist und diese für sich gewinnen kann, ist lediglich die erste Barriere. Wenn diese überwunden wurde, steht die Frage der Nachhaltigkeit im Vordergrund: Wie kann eine nachhaltige Motivation gewährt werden? Wie können Fernstudenten ihr Ziel, das Stressempfinden durch Fitnesstraining nach dem Achtsamkeitsprinzip zu verbessern, überprüfen?

Eine Gefahr besteht darin, dass Achtsamkeitsinterventionen individuell unterschiedlich wirken können. So kann es auch zu gegenläufigen Effekten kommen, wie z.B., dass schwierige Gefühle erst einmal sichtbar werden. Laut Farias und Wikholm kann eine kurze achtsamkeitsbasierte Intervention sogar physiologisch messbaren Stress auslösen (vgl. Jansen et al., 2019, S. 60), was wiederum dazu führen kann, dass das Achtsamkeitstraining eingestellt wird.

Hinzu kommt, dass Achtsamkeitstraining nicht für alle Personengruppen geeignet ist. Bei Menschen, die skeptisch gegenüber Achtsamkeit eingestellt sind, kann z.B. die Akzeptanz reduziert sein (vgl. Bauer, 2019, S. 111), was sich wiederum im Training und in den Trainingserfolgen widerspiegelt.

Regelmäßiges Üben von Achtsamkeit erfordert Ausdauer, Disziplin, Zielstrebigkeit und Frustrationstoleranz (vgl. Bauer, 2019, S. 111). Solche und ähnliche Eigenschaften weist der typische Fernstudent in der Regel auf (vgl. Zimmermann, o.J., o.S.), sodass er mit dem dauerhaften Durchführen von Achtsamkeitsinterventionen keine Schwierigkeiten haben sollte. Ein gutes Zeitmanagement von Fernstudenten (vgl. Zimmermann, o.J., o.S.) kann darauf hindeuten, dass das Achtsamkeitstraining feste Termine im Kalender findet und daher nicht in Vergessenheit gerät oder aufgegeben wird.

5. Diskussion

Betrachtung der vorliegenden Arbeit waren die Auswirkungen von Fitnesstraining nach dem Achtsamkeitsprinzip auf das Stressempfinden bei Fernstudenten. Nach Sichtung der Literatur sollen die Ergebnisse in den folgenden Abschnitten kurz zusammengefasst, interpretiert, verglichen und bewertet werden. Eine Handlungsempfehlung für mögliche weiterführende Forschung soll die Diskussion schlussendlich abrunden.

5.1 Zusammenfassung der Ergebnisse

Die Ergebnisse haben gezeigt, dass ein großes Potenzial hinter Achtsamkeitstraining im Allgemeinen steckt. Viele Forscher, u.a. Kabat-Zinn, sind von der Effektivität von Achtsamkeit, sowohl im Allgemeinen als auch im Hinblick auf das Stressempfinden, überzeugt. Die wichtigsten im Zusammenhang mit Stress stehenden Möglichkeiten sind demnach eine verbesserte Emotionsregulation, höheres Selbstvertrauen (vgl. Bauer, 2019, S. 110f.), Offenheit gegenüber neuen Erfahrungen und emotionale Bewusstheit (vgl. Bauer, 2019, S. 103).

Insbesondere Fitnesstraining nach dem Achtsamkeitstraining soll sich positiv auf die Selbstwirksamkeitserwartung auswirken (vgl. Tusch, 2017, S. 13), welche wiederum einen hohen Einfluss auf die individuelle Einschätzung von Situationen hat (vgl. Bauer, 2019, S. 61f.). Eine hohe Selbstwirksamkeitserwartung führt zudem dazu, dass eher aktive, problemorientierte anstatt vermeidende Bewältigungsstrategien gewählt werden (vgl. Bauer, 2019, S. 62). Durch Achtsamkeitstraining optimierte zwischenmenschliche Beziehungen stellen wichtige soziale Bewältigungsressourcen dar (vgl. Scherenberg; Buchwald, 2016, S. 21), welche sich ebenfalls in den aktiven, problemorientierten Bewältigungsstrategien einordnen lassen. Regelmäßiges Achtsamkeitstraining erfordert, ebenso wie ein Fernstudium, Eigenschaften wie Disziplin und Zielstrebigkeit (vgl. Bauer, 2019, S. 111). An dieser Stelle besteht somit eine positive Wechselwirkung.

Die Literaturrecherche deutet darauf hin, dass die vorliegenden empirischen Untersuchungen nicht den wissenschaftlichen Anforderungen entsprechen und demzufolge kritisch zu würdigen sind. Der größte Kritikpunkt sind fehlende oder mangelhafte Kontrollbedingungen (vgl. Bauer, 2019, S. 110). Bei regelmäßig durchgeführtem Achtsamkeitstraining kann überdies nicht garantiert werden, dass allen Menschen eine Übertragung achtsamer Zustände auf den Alltag gelingt (vgl. Bauer, 2019, S. 104). Des Weiteren kann bei Menschen, die skeptisch gegenüber Achtsamkeit eingestellt sind, die Akzeptanz reduziert sein (vgl. Bauer, 2019, S. 111) und die Effekte auf das Stressempfinden somit verwischen.

Entgegen der vielen Möglichkeiten des Achtsamkeitstrainings wurde herausgefunden, dass kurze Achtsamkeitsinterventionen sogar Stress auslösen statt verringern können (vgl. Jansen et al., 2019, S. 60).

5.2 Interpretation der Ergebnisse

Da Achtsamkeit erfolgreich im klinischen Alltag angewandt wird (vgl. Mander; Blanck, 2018, S. 257) und auch in der Öffentlichkeit und Forschung wachsende Begeisterung zu verzeichnen scheint, existieren viele aktuelle Publikationen. Der Einfluss auf Stress wird im Zusammenhang mit Achtsamkeitstraining vielfach erörtert, auch wenn dies nur einer von vielen Faktoren ist, die untersucht bzw. diskutiert werden.

Die unter *4.1 Wirkung von Achtsamkeitstraining auf Stress* aufgeführten positiven Untersuchungsergebnisse wurden bei der Literaturrecherche häufig aufgefunden, unter anderem in den Artikeln von Fabach, Mitschke und Kalkhoff. Die häufige Nennung dieser positiven Effekte erweckt den Anschein, es handele sich um deckungsgleiche Ergebnisse, die somit als verifiziert gelten. Bei den meisten Quellen aber, so auch bei den soeben namentlich aufgeführten, handelt es sich um Sekundärquellen und nicht um eigene Untersuchungen. Viele Quellen berufen sich dabei auf Kabat-Zinn, den Einführer der Achtsamkeitstechniken. Hierbei ist also zu beachten, dass Kabat-Zinn in gewisser Weise von positiven Untersuchungsergebnissen profitiert und somit keine Neutralität seiner Ergebnisse garantiert werden kann. Hinzu kommt, dass z.B. der Autor Mitschke selbst Achtsamkeits- und Meditationstrainer ist. Folglich ist auch hier zu erwarten, dass der Artikel gewissermaßen für Achtsamkeitstraining wirbt und nicht auf die Mängel der empirischen Untersuchungen eingeht. Es gibt somit neben den Untersuchungsbedingungen weitere Aspekte, die kritisch durchleuchtet werden müssen.

Aus den vorherigen Gründen können die vielen positiven Effekte von Achtsamkeitstraining auf Stress weder als auf korrekte wissenschaftliche Weise belegt noch als falsifiziert betrachtet werden. Betrachtet man die gemäß Fragestellung gesuchten Möglichkeiten von Achtsamkeitstraining nicht als erwiesene Tatsachen, sondern als Eventualitäten, so stellen die herausgestellten Möglichkeiten trotzdem Antworten auf die Forschungsfrage dar.

Da der Fokus der vorliegenden Arbeit auf dem Fitnesstraining nach dem Achtsamkeitsprinzip liegt, ist noch einmal darauf hinzuweisen, dass es sich um ein derzeit noch einmaliges Konzept handelt, das nur im Royal Sports Spirit angeboten und begleitet wird. Diesbezüglich existieren also zwei Quellen: das Werk „Achtsamkeit im Sport" von Jansen, Seidl und Richter und die Artikel, die in Zusammenarbeit mit oder direkt vom Royal Sports Spirit geschrieben wurden. Hinzu kommt ein Youtube Video, in dem zwei Vertreter des Fitnessstudios das Konzept bewerben. Die Wirksamkeit von Fitness nach dem Achtsamkeitstraining wird hier mit Studien der Sporthochschule Köln und mit den bisherigen Erfahrungen der Mitglieder des Royal Sports Spirit bekräftigt (vgl. cat mini, 2017, o.S.; Tusch, 2017, S. 13). Zu keine der genannten Studien können online weitere Informationen gefunden werden. Auf Nachfrage bei Oliver, stellvertretender Manager des Royal Sports Spirit (vgl. Royal Sports Spirit, o.J., o.S.), hieß es, die Studien wären in irgendeinem Ordner im Computer gespeichert, er könne diese aber aktuell nicht ausfindig machen. Eine Durchsicht der Studien zu Fitness nach dem Achtsamkeitsprinzip ist somit nicht oder nur erschwert möglich, sodass auch hier lediglich Möglichkeiten im Sinne von Eventualitäten hinzukommen.

Ein Vergleich der Publikationen, die sich mit den Grenzen von Achtsamkeitstraining auseinandersetzen, ergibt folgenden Konsens: Achtsamkeitsinterventionen können auch zu gegenteiligen Effekten wie messbarem erhöhten Stress führen (vgl. Jansen et al., 2019, S. 60; Fabach, 2017, S. 25) und sind nicht für jeden geeignet, besonders nicht für Personen, die skeptisch gegenüber den Effekten von Achtsamkeitstraining eingestellt sind (vgl. Bauer, 2019, S. 111).

Abschließend ist nochmals darauf hinzuweisen, dass keine der zitierten Publikationen Untersuchungen zu den Effekten von Fitness nach dem Achtsamkeitsprinzip auf die Zielgruppe Fernstudenten angestellt hat. Herangezogen wurden Untersuchungen zu Teilnehmern von z.B. MBSR-Kursen, bei denen nicht nach Merkmalen wie der Berufsgruppe oder dem Alter selektiert wurde. Ein Grund könnte in der Annahme liegen, dass die Effekte von Achtsamkeit nicht von diesen Merkmalen abhängen. Sehr wohl wurde eine Untersuchung zu Studenten gefunden, welche sich in den Ergebnissen nicht von den anderen unterscheidet.

Aufgrund der zuletzt genannten Aspekte lässt sich die Interpretation anstellen, dass die Auswirkungen von Fitness nach dem Achtsamkeitsprinzip prinzipiell auf jede typische Merkmalsausprägung wie das Geschlecht, Alter oder den Beruf zu übertragen sind. Vielmehr hängen die Effekte von der persönlichen Einstellung und Offenheit der Untersuchungsteilnehmer gegenüber Achtsamkeit ab (vgl. Bauer, 2019, S. 111). Wer sich offen gegenüber Achtsamkeit zeigt, kann somit von vielen Möglichkeiten im Sinne von Eventualitäten profitieren.

5.3 Handlungsempfehlungen

Die Frage, mit welchen Strategien dem hohen Stressaufkommen zu begegnen ist, stellt sich für alle Betroffenen gleichermaßen. Die vorliegende Arbeit hat gezeigt, dass für viele Wissenschaftler bereits deutlich ist, dass Achtsamkeitstraining eine wirksame Methode zur Stressreduzierung abbildet. Dass der MBSR-Kurs von den Krankenkassen bezuschusst wird, ist ebenfalls ein Indikator dafür, dass die Wirksamkeit von Achtsamkeit mehrfach geprüft wurde.

Dementgegen zeigen die aus der Arbeit gewonnenen aktuellen Erkenntnisse, dass die bisherigen Untersuchungen teils erhebliche Mängel aufweisen. Die aus diesen Untersuchungen stammenden Erkenntnisse können folglich nicht als erwiesen legitimiert werden.

Es ergeben sich folgende Handlungsempfehlungen, mithilfe derer die Möglichkeiten und Grenzen, das Stressempfinden anhand von Fitness nach dem Achtsamkeitsprinzip zu verringern, gefestigt werden sollten:

Schaffung einheitlicher Untersuchungsbedingungen

Es sollte, analog dem MBSR-Kurs, ein Kurs zum Konzept Fitness nach dem Achtsamkeitsprinzip geschaffen werden, bei dem die Trainings und Instruktionen für alle Teilnehmenden beispiellos einheitlich sind. Es wird angenommen, dass dies bei den bisherigen Untersuchungen im Royal Sports Spirit nicht der Fall war.

Verschiedene Arten der Messung

Um eine korrekte Auswertung der Untersuchungen zu gewährleisten, ist die zweite Empfehlung, nicht nur mit Befragungen, sondern auch mit tatsächlichen Messungen des Stresslevels zu arbeiten. Um Stress zu messen, bietet sich eine Analyse der Herzfrequenzvariabilität (HRV) an. Die HRV wird, kurz definiert, durch die unterschiedliche Länge der Normal-Herzschläge berechnet und gibt somit an, inwieweit das Herz fähig ist, den Herzrhythmus aufgrund wechselnder Anforderungen zu verändern. Diese Messung ist innerhalb von wenigen Minuten möglich (vgl. Böckelmann, 2012, S. 275). Hierdurch wäre gewährleistet, dass der subjektive Eindruck der Befragten mit zuverlässigen Werten verglichen werden kann.

Allmähliche Erweiterung des Konzepts

Konnten auf wissenschaftlich korrekte Art und Weise tatsächlich positive Effekte auf das Stressempfinden und andere gesundheitliche Bereiche im Royal Sports Spirit nachgewiesen werden, empfiehlt es sich, das Angebot zu erweitern. Je nach Wunsch der Geschäftsführer könnten weitere Fitnessstudios unter dem gleichen Namen in Deutschland eröffnet werden oder das Konzept ließe sich beispielsweise im Rahmen eines Franchising-Konzepts an andere Fitnessstudios und Gesundheitseinrichtungen verkaufen. Hierdurch hätten mehr Menschen die Möglichkeit, das Angebot wahrzunehmen und es ergeben sich immer mehr Untersuchungsteilnehmer. Auch würde dies die Möglichkeit schaffen, die bislang fehlenden Langzeituntersuchungen durchzuführen.

<u>Untersuchungsgruppe Fernstudenten</u>

Im Rahmen dieser Arbeit wurde geschlussfolgert, dass die vorliegenden Erkenntnisse auf Fernstudenten anwendbar sind, obwohl keine Studie existiert, die sich speziell mit Fernstudenten beschäftigt. Um diese Schlussfolgerung überprüfen zu können, müsste aus allen nicht konstanten Untersuchungsgruppen das Merkmal Fernstudium selektiert und für sich allein betrachtet werden. Möglich wäre dies nur, wenn alle Teilnehmer im Vorfeld dazu befragt werden würden, ob sie ein Fernstudium absolvieren oder nicht. Möglich wäre theoretisch auch eine Gruppe, die nur aus Fernstudenten besteht. Dass dieses Merkmal für das Royal Sports Spirit oder andere Fitnessstudios relevant genug ist, um eine solche Gruppe zu rechtfertigen, ist zu bezweifeln.

6. Zusammenfassung

Ziel der vorliegenden Arbeit war es, die Möglichkeiten und Grenzen von Fitness nach dem Achtsamkeitsprinzip auf die Stressreduzierung von Fernstudenten zu erforschen.

Die Erkenntnisse zeigen auf, dass die Möglichkeiten von Achtsamkeitstraining von reduziertem Stress bis hin zu höherem Selbstvertrauen, verbesserter Emotions-regulation, besserer psychischer Gesundheit (vgl. Bauer, 2019, S. 110f.) und einer höheren Selbstwirksamkeiterserwartung (vgl. Tusch, 2017, S. 13) reichen und eher aktive, problemorientierte statt vermeidende Stressbewältigungsstrategien ausgesucht werden (vgl. Bauer, 2019, S. 62, 103). Hinzu kommt, dass regelmäßiges Üben von Achtsamkeit ähnliche Eigenschaften wie das Absolvieren eines Fernstudiums erfordert (vgl. Bauer, 2019, S. 111; Zimmermann, o.J., o.S.) und eine gegenseitige positive Unterstützung zur Folge hat.

Die Grenzen liegen vor allem in der wiederholt auftretenden und sich deckenden Kritik an den Untersuchungen. Am häufigsten kritisiert werden die Kontrollbedingungen der Studien und fehlende Langzeitstudien (vgl. Bauer, 2019, S. 109f.). Hinzu kommt, dass erfolgreiche Achtsamkeitsübungen nicht zweifellos bedeuten, dass eine Übertragung achtsamer Zustände auf Alltagssituationen gelingt (vgl. Bauer, 2019, S. 104) und hiermit die Sinnhaftigkeit von Achtsamkeitstraining infrage gestellt werden kann. Ein Hindernis für Fernstudenten kann die erforderliche Zeit sein, die für ein gutes Achtsam-keitstraining aufgebracht werden.

Ein weiteres wichtiges Ergebnis, das sowohl eine Grenze als auch Möglichkeit darstellt, ist folgendes: für Personen, die sich nicht richtig gänzlich auf die Achtsamkeitsübungen einlassen, beispielsweise weil sie demgegenüber skeptisch eingestellt sind, ist die Maßnahme nicht geeignet (vgl. Bauer, 2019, S. 111). Lediglich kurz durchgeführte Achtsamkeitsinterventionen können womöglich sogar Stress auslösen statt ihn zu verringern (vgl. Jansen et al., 2019, S. 60). Hieraus ergibt sich, dass Achtsamkeitstraining, ebenso wie das Stressempfinden, mehr von der persönlichen Einstellung und Offenheit als von der Berufsgruppe oder des (Nicht)Absolvierens eines Fernstudiums abhängt. Personen, die Achtsamkeit gegenüber positiv eingestellt sind, können demnach von reihenweise möglichen positiven Effekten, nicht nur im Bezug auf Stress, profitieren.

Für die Erkenntnisse dieser Arbeit hinzugezogen wurden entweder Untersuchungen speziell zu Studenten oder gemischte Untersuchungsgruppen. Da diese verschiedenen Untersuchungen keine signifikanten Unterschiede in ihren Ergebnissen aufweisen, wurde geschlussfolgert, dass die Erkenntnisse ebenfalls auf Fernstudenten anwendbar sind. Um die Ausgangsfragestellung sicher beantworten bzw. ergänzen zu können, müsste eine alleinige Ergebnisbetrachtung aller am Gruppenprogramm Fitness nach dem Achtsamkeitstraining teilnehmenden Fernstudenten stattfinden.

Die bis zum jetzigen Zeitpunkt vorhandenen Untersuchungen wurden mit Teilnehmern von MSBR-Kursen oder ähnlichen Gruppenprogrammen durchgeführt (vgl. Bauer, 2019, S. 108) und basieren somit auf statischem Achtsamkeitstraining. Da das Konzept Fitnesstraining nach dem Achtsamkeitsprinzip erst 2014 eingeführt wurde und bis dato nur im Royal Sports Spirit begleitend durchgeführt wird (vgl. Tusch, 2017, S.12), existieren hierzu bisher lediglich wenige von Herrn Schwencke herausgegebene Informationen, die aufgrund einer fehlenden Neutralität kritisch zu betrachten und nicht bis kaum überprüfbar sind. An dieser Stelle besteht also eine große Forschungslücke.

Aus diesem Grund beziehen sich die Handlungsempfehlungen hauptsächlich auf die Untersuchungsbedingungen und eine Erweiterung des Angebots auf andere Fitness-studios. Die Erweiterung des Angebots sollte optimalerweise in Form eines Gruppen-programms stattfinden, welches darauf abzielt, die Maßnahmen nach Ende des Kurses selbständig durchführen zu können. Außerdem wäre hierdurch gewährleistet, dass die Untersuchungseinheit exakt die gleichen Achtsamkeitsinterventionen absolviert hat.

Für weitere Forschungsarbeiten könnte die Frage interessant sein, ob ein signifikanter Unterschied zwischen dem klassischen, statischen Achtsamkeitstraining und Fitness nach dem Achtsamkeitsprinzip bezogen auf das Stressempfinden (bei Fernstudenten) besteht.

Literaturverzeichnis

Apollon Hochschule. (o.J.). *FAQ. Häufig gestellte Fragen und ihre Antworten. Fragen zum Studium. Wie viel Zeit muss ich für mein Studium einplanen?.* https://www.apollon-hochschule.de/studienservice/ihr-studienservice/faq/ (29.10.2019).

Bauer, J. (2019). *Personale Gesundheitsressourcen im Studium und Arbeitsleben. Transaktionales Rahmenmodell und Anwendung auf das Lehramt,* Wiesbaden: Springer Fachmedien.

Böckelmann, I. (2012). *Analyse der Herzfrequenzvariabilität (HRV) – praktische Relevanz.* Zentralblatt für Arbeitsmedizin, Arbeitsschutz und Ergonomie, 62 (5), S. 275-279.

Büttner, T.; Dlugosch, G. (2013). *Stress im Studium. Die Rolle der Selbstwirksamkeitserwartung und der Achtsamkeit im Stresserleben von Studierenden.* Prävention und Gesundheitsförderung, 8 (2), S. 106-111.

Cat mini. (2017). *ROYAL SPORTS SPIRIT.* Youtube, 01.04.2017, 28.10.2019 um 11:30 Uhr, in: https://www.youtube.com/watch?v=jZl849A11Po, 00:44 bis 01:12, 01:56 bis 02:20, 06:05 bis 06:33, 06:42 bis 07:00 Minuten.

Deutsche Journalisten-Akademie. (o.J.). *Fernstudium Journalismus.* https://www.deutschejournalistenakademie.de/fernstudium-journalismus/ (02.11.2019).

Die Techniker. (2016). *Entspann dich, Deutschland. TK-Stressstudie 2016.* https://www.tk.de/resource/blob/2026630/9154e4c71766c410dc859916aa798217/tk-stressstudie-2016-data.pdf (03.10.2019).

Fabach, S. (2017). *Achtsamkeit in der Praxis der Traumatherapie. Potenzial, Anwendungsmöglichkeiten und Grenzen von achtsamkeitsbasierten Interventionen.* Psychotherapie Forum, 22 (1-2), S. 24-30.

Feldes, W. (2019). *Stress – (k)ein Thema im Betrieb?.* Arbeitsrecht im Betrieb: Fachzeitschrift für den Betriebsrat, 40 (9), S. 19-21.

Fogolin, A. (2016). *Strukturdaten Distance Learning/Distance Education (Fernunterrichtsstatistik)* 2016. https://www.bibb.de/veroeffentlichungen/de/publication/show/8215 (03.10.2019).

Franzkowiak, P.; Franke, A. (2018). *Stress und Stressbewältigung.* https://www.leitbegriffe.bzga.de/alphabetisches-verzeichnis/stress-und-stressbewaeltigung/ (05.10.2019).

Gabler Wirtschaftslexikon. (o.J.). *Definition Fernstudium.* https://wirtschaftslexikon.gabler.de/definition/fernstudium-33824 (29.10.2019).

Graefe, S. (2019). *Erschöpfung, Resilienz und Nachhaltigkeit.* WSI Mitteilungen: Monatszeitschrift des Wirtschafts- und Sozialwissenschaftlichen Instituts in der Hans-Böckler-Stiftung, 72 (1), S. 22-30.

Hensiek, J.; Kolbitsch, M. (2019). *Stressreduzierung: Was kann jeder Einzelne selbst tun?.* Betriebliche Prävention: Arbeit, Gesundheit, Unfallversicherung, 131 (4), S. 167-169.

Holm, J. (2013). *Fernstudium und lebenslanges Lernen.* In: Papmehl, A.; Tümmers, H.J. (Hrsg.): Die Arbeitswelt im 21. Jahrhundert. Herausforderungen, Perspektiven, Lösungsansätze. Wiesbaden: Springer Fachmedien, S. 107-124.

Jansen, P.; Seidl, F.; Richter, S. (2019). *Achtsamkeit im Sport. Theorie und Praxis zu achtsamkeitsbasierten Verfahren in Freizeit, Training, Wettkampf und Rehabilitation,* Berlin: Springer-Verlag.

Kalkhoff, S. (2017). *Entschleunigen und Wahrnehmen. Achtsamkeit: Weniger Stress im Alltag.* Heilberufe / Das Pflegemagazin, 69 (7-8), S. 10-12.

Kaluza, G. (2016). *Stress ist, was du daraus machst!.* Der junge Zahnarzt, 7 (2), S. 45-48.

Kaluza, G. (2018). *Gelassen und sicher im Stress. Das Stresskompetenz-Buch: Stress erkennen, verstehen, bewältigen.* 7. Auflage, Berlin Heidelberg: Springer-Verlag.

Mander, J.; Blanck, P. (2018). *Achtsamkeit in der Psychotherapie. Anwendungen in Forschung und Praxis.* Psychotherapeut, 63 (3), S. 251-264.

Mitschke, M. (2019). *Berufsalltag und Stress. Achtsamkeit für Ärzte – ohne Hokuspokus.* MMW – Fortschritte der Medizin, 161 (6), S. 29-29.

Pressestelle DAK-Gesundheit. (2018). *Gute Vorsätze bei jungen Leuten – jeder Zweite will weniger digitale Medien nutzen.* https://www.dak.de/dak/download/pressemitteilung-gute-vorsaetze-2019-2112818.pdf (02.11.2019).

Robert-Koch Institut. (2015). *Gesundheitsberichterstattung des Bundes. Gesundheit in Deutschland.* https://www.rki.de/DE/Content/Gesundheitsmonitoring/Gesundheitsberichterstattung/G esInDtld/gesundheit_in_deutschland_2015.pdf?__blob=publicationFile (03.10.2019).

Royal Sports Spirit. (o.J.). *Royal Sports Spirit Team.* https://www.royal-sports.de/index.php/team (16.11.2019).

Scherenberg, V.; Buchwald, P. (2016). *Stressmanagement im Fernstudium. Ein Praxisratgeber für nebenberuflich Aktive,* Wiesbaden: Springer Fachmedien.

Schnell, D. (2016). *Nur unter Druck entstehen Diamanten – In der Ruhe liegt die Kraft.*
In: Frey, D. (Hrsg.): Psychologie der Sprichwörter. Weiß die Wissenschaft mehr als
Oma?. Berlin: Springer-Verlag, S. 229-235.

Soziale Selbstverwaltung. (2019). *Burn-out weiterhin keine Krankheit*, 66 (8), S. 44-
45.

Tusch, D. (2017). *Krafttraining nach dem Achtsamkeitsprinzip.* Medical fitness and
healthcare, 1, S. 10-13.
https://issuu.com/fitnessmanagementinternational/docs/issuu_mfhc_0117 (02.11.2019).

Welt. (2018). *Mehr als 10,6 Millionen Deutsche sind Mitglied in einem Fitnessstudio.*
https://www.welt.de/newsticker/news1/article174456199/Sport-Mehr-als-10-6-Millionen-
Deutsche-sind-Mitglied-in-einem-Fitnessstudio.html (10.11.2019).

Zimmermann, G. (o.J.). *Unbekanntes Wesen: Was zeichnet den typischen
Fernstudenten aus?.* https://www.fernstudiumcheck.de/ratgeber/unbekanntes-wesen-
was-zeichnet-den-typischen-fernstudenten-aus.

Anhang

Anhang A: Auszug aus Werbematerialien

(aus urheberrechtlichen Gründen nicht Teil dieser Publikation)

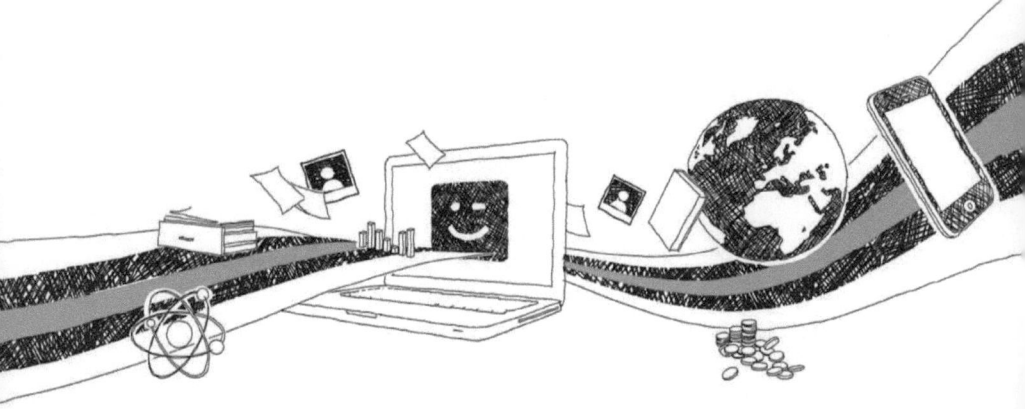
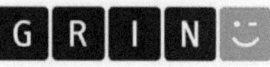